人体的奥秘

[英]大卫·斯图尔特◎著

[英]卡洛琳·富兰克林◎绘

岑艺璇◎译

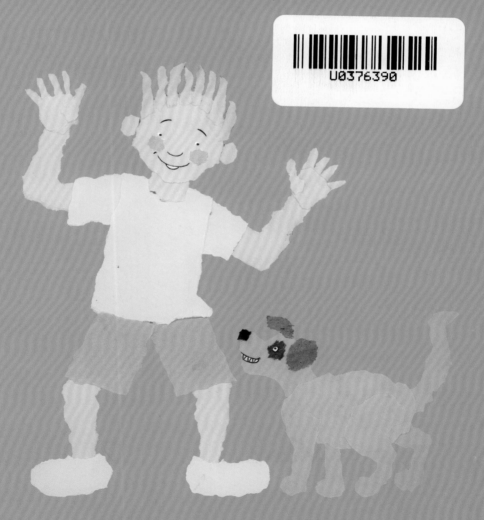

吉林科学技术出版社

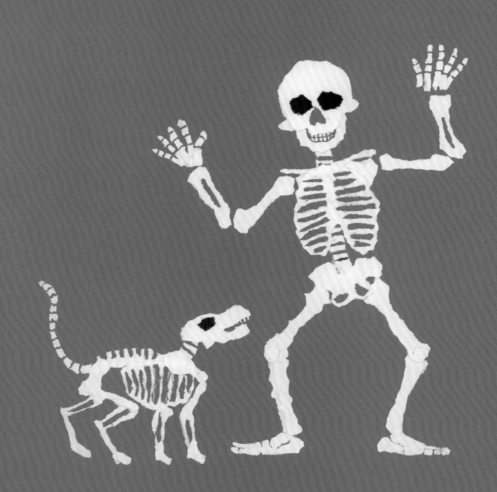

目 录

简介

从外表上看，你可能和你最好的朋友十分不同，但你们身体内部的构造和功能都是一样的。每个人的身体构造都是相同的，包括你、你的父母、你的朋友及世界上的其他人。

试着让这些表情都在镜子里呈现出来

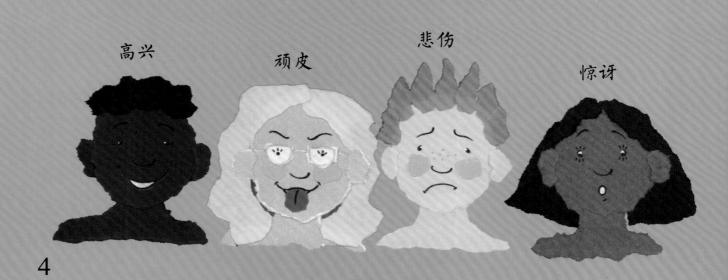

高兴　　　顽皮　　　　悲伤　　　惊讶

你身体的骨骼和这张图片中的骨骼基本一致，每个人都有一副骨骼，而每副骨骼看起来都十分相似。

味觉与嗅觉

味觉和嗅觉是人体的两种感觉，舌头和鼻子一起工作，将信号发送到你的大脑。当你遇到危险时，你的嗅觉和味觉能让你获取和危险相关的信息，如果有物品着火，你会闻到气味；如果食物变质，你就会尝出味道。

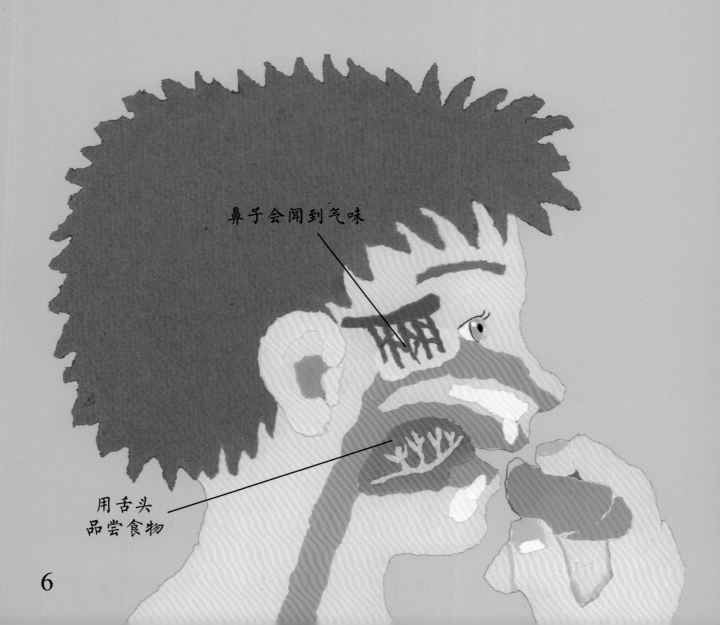

鼻子会闻到气味

用舌头
品尝食物

你的舌头上布满成千上万个细小的味蕾，这些味蕾能识别出食物和饮品的不同味道。

舌头上的位置不同，感受到的味道也不同。

舌头能尝到苦味、甜味、咸味和酸味。

苦味敏感区在舌头的后部
酸味敏感区在舌头的中部
咸味和甜味敏感区在舌头的前部

五种感觉
你有触觉、味觉、嗅觉、视觉和听觉。

有一个很有趣的现象，如果你没有看到食物，那么你常常很难识别出它的味道。

听觉与视觉

耳朵的大部分组织都在头部，这部分组织你是看不到的，你可以看到的那部分耳朵就像一个传递声音的漏斗。

当声音到达你的耳膜时，耳膜就会振动。

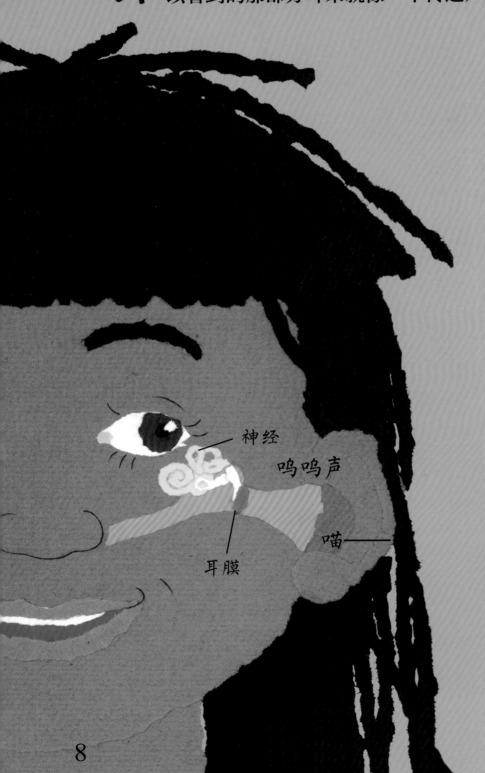

神经

鸣鸣声

耳膜

喵

当你的耳膜振动时，它会向你的大脑发送信息，从而使你明白听到的是什么声音。

当你用眼睛看东西时，光线穿过你的眼睛到达眼睛后部的视网膜部分，视网膜将你看到的图像发送到大脑。

眼睛有颜色的部分叫作虹膜，光线通过瞳孔照射到你的眼睛里

眼睛看到的东西是真实的吗？

你的眼睛看到的一切都是倒影！然后，你的大脑对图像进行了一定的加工，你就会知道看到的是什么了。

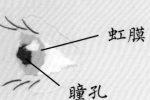

虹膜

瞳孔

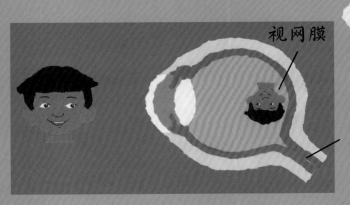

视网膜

你的视神经将
信息传递到大脑

9

我们为什么要长牙齿?

牙齿可以帮助你在吞下食物之前先咀嚼食物。人类出生后最先长出的牙齿称为乳牙，乳牙逐渐脱落后会替换成恒牙。

儿童时期有20颗乳牙，成人有32颗牙齿，那么你有多少颗牙齿呢?

牙齿的侧切面示意图

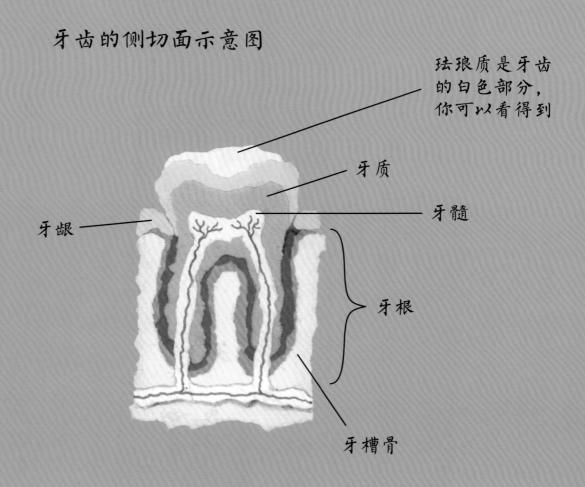

珐琅质是牙齿的白色部分，你可以看得到

牙质

牙髓

牙龈

牙根

牙槽骨

不同的牙齿有不同的功能。长在口腔前端的是切牙和尖牙，用来咬断和撕裂食物，长在口腔后面的是磨牙，它可将食物压扁并磨碎。

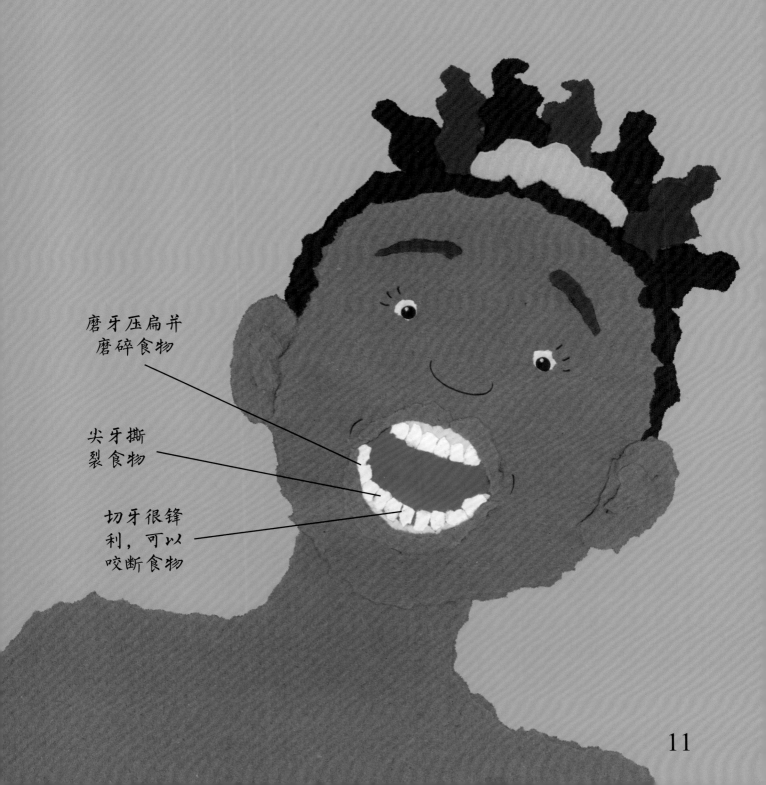

磨牙压扁并磨碎食物

尖牙撕裂食物

切牙很锋利，可以咬断食物

我们身体为什么有骨头？

人类的身体内有206块骨头，每块骨头都有不同的作用。骨头连接在一起构成骨骼，骨骼撑起身体。

骨头不是很重，它们的外层很硬，而中间层则呈海绵状，胶状部分充满了称为骨髓的冻状物质。

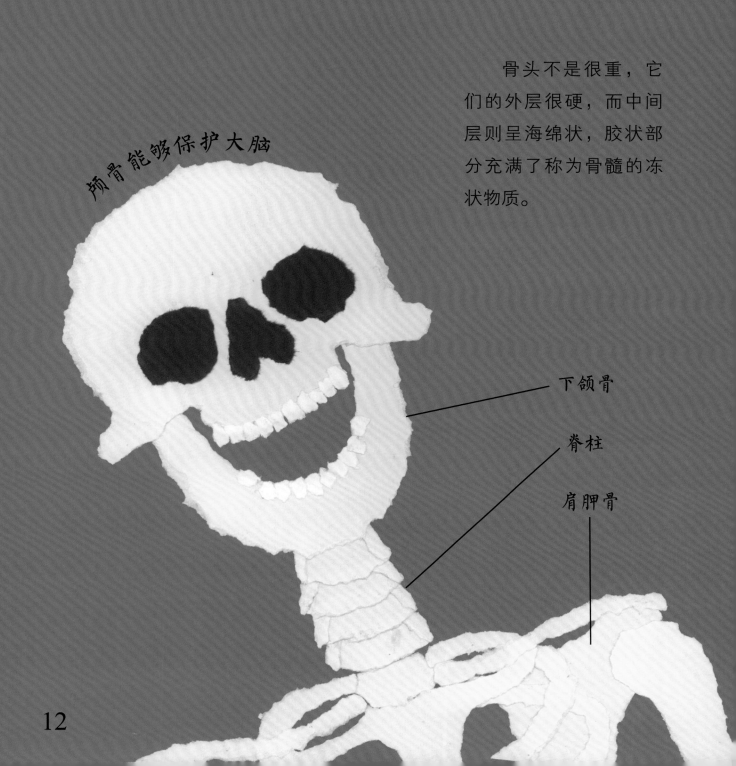

颅骨能够保护大脑

下颌骨

脊柱

肩胛骨

关节

软骨

你的骨头不能弯曲，两根骨头相连接的部分称为关节，关节能帮助骨骼移位和弯曲。

每只手由
27块骨头构成

软骨在骨头之间起到保护的作用，使骨头之间不会产生摩擦。

脊柱

肘关节

肋骨能够保护
心脏和肺部

股骨

膝关节

如果你没有膝关节，那么你将无法弯曲双腿！

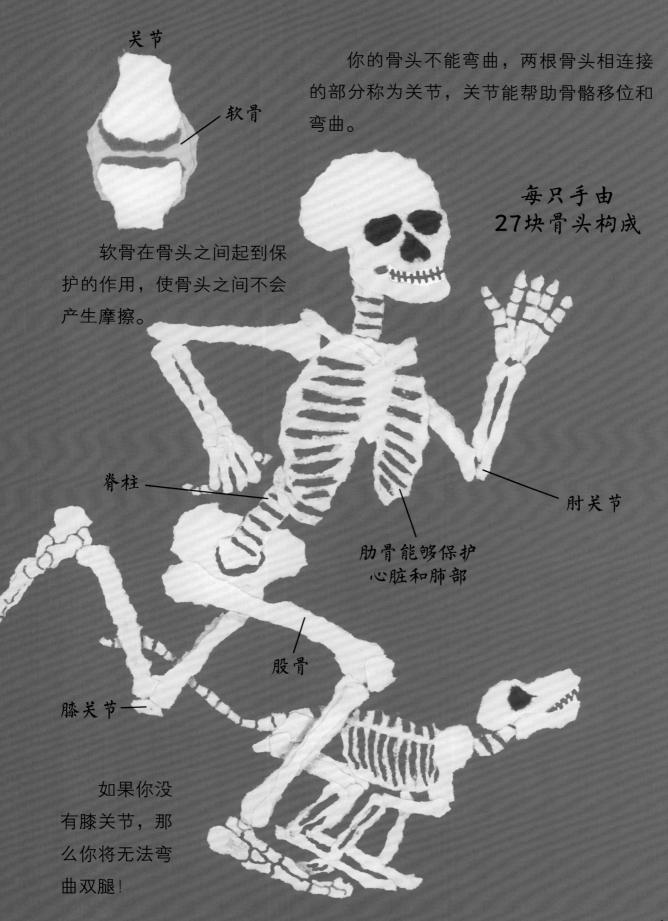

我们身上为什么要长肌肉？

你全身都长有肌肉，它们可以帮助你运动。跑步时，是肌肉帮助你抬起并迈动每条腿。

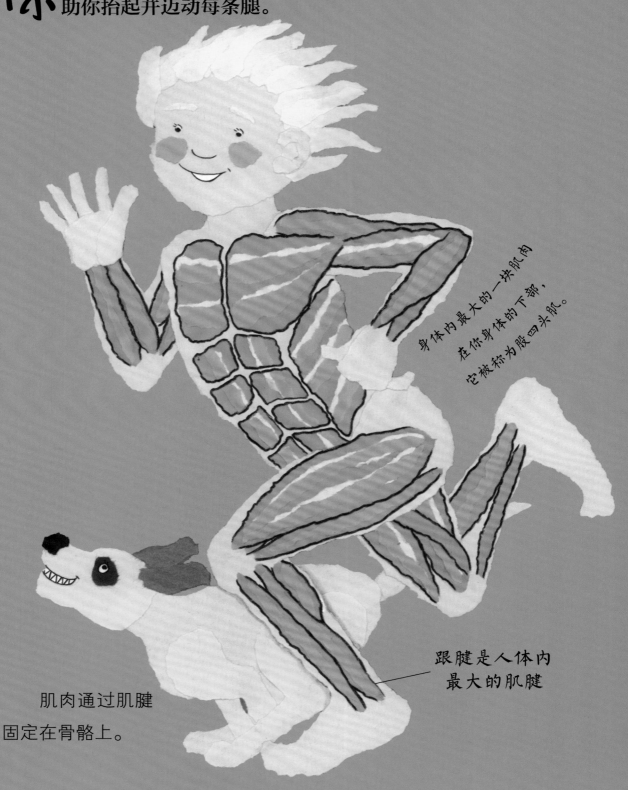

身体内最大的一块肌肉在你身体的下部，它被称为股四头肌。

跟腱是人体内最大的肌腱

肌肉通过肌腱固定在骨骼上。

14

在你的身体里共有600多块肌肉

大多数肌肉都成对工作，当一条肌肉变短时，另一条肌肉就会变长。

当你弯曲手臂时，这块肌肉（肱二头肌）会变短

尝试一下，伸出你的手臂，感受一下手臂顶部的肌肉（肱二头肌）。当你向上弯曲手臂时，你会感觉到这块肌肉越来越短，同时变得越来越硬。

当你弯曲手臂时，
这块肌肉（肱三头肌）会松弛变长

15

我们身上为什么会有皮肤？

皮 肤覆盖并保护你的身体，防止灰尘和水进入。皮肤与你一同成长，如果你摔倒并擦伤，皮肤会自行修复。

皮肤是人体面积最大的器官。一个成年人的皮肤展开面积约2平方米，重量约为人体重量的16%。

你的皮肤与你一同成长：
它永远都是完美的修复器

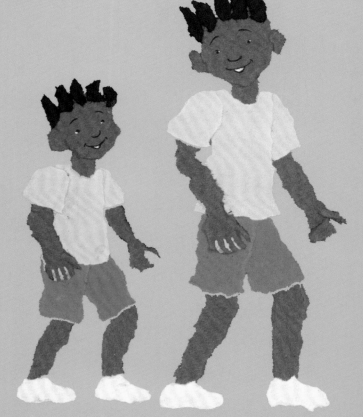

并非所有人的皮肤都是同一种颜色，而且身体某些部位的皮肤比其他部位更加柔软。皮肤上有毛孔，当你的身体过热时，汗水就会通过毛孔排出。

这张特写图片显示了皮肤的结构。

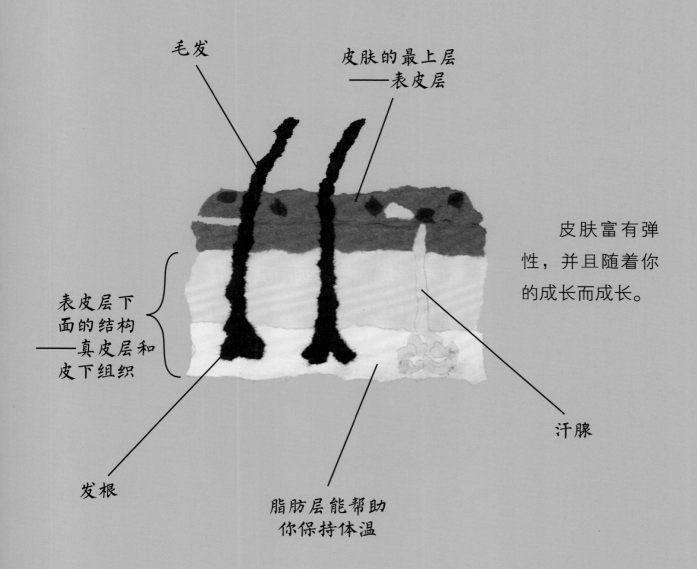

毛发

皮肤的最上层
——表皮层

皮肤富有弹
性，并且随着你
的成长而成长。

表皮层下
面的结构
——真皮层和
皮下组织

汗腺

发根

脂肪层能帮助
你保持体温

不同类型的毛发生长周期不同，其中头发的生长期
为5~7年，接着进入退行期，为2~4周，然后进入休
止期，约为数月，最后头发脱落。

我们的胃如何工作？

当你咀嚼一个苹果的时候，牙齿会将它切成小块并磨成泥状。当你吞咽时，这些泥状果肉通过食管进入胃部。

吞咽食物之前，你会先用牙齿咀嚼食物。

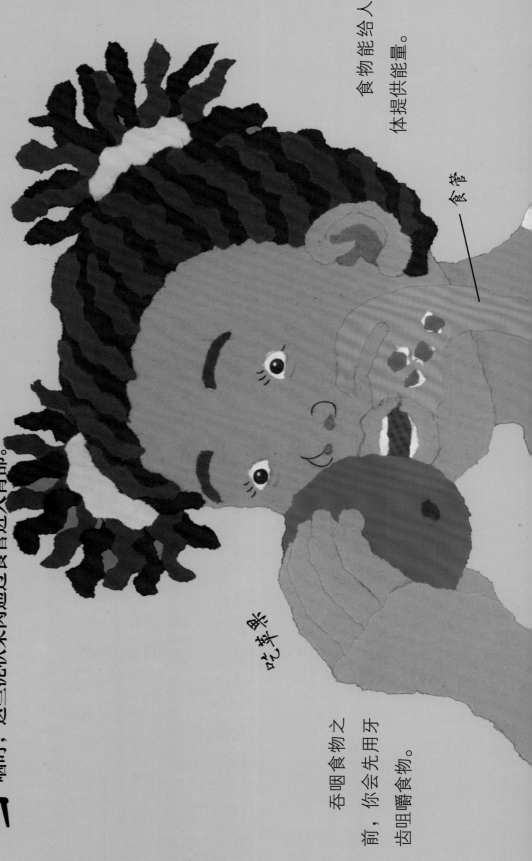

吃苹果

食管

食物能给人体提供能量。

18

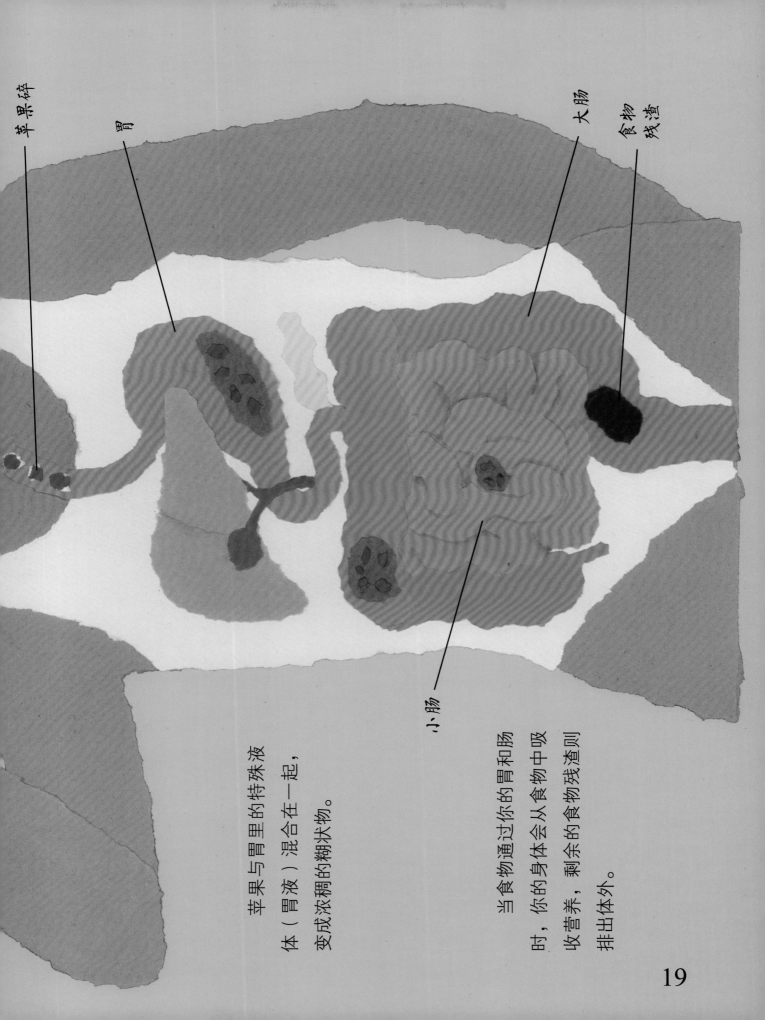

苹果碎

胃

大肠

食物残渣

小肠

苹果与胃里的特殊液体（胃液）混合在一起，变成浓稠的糊状物。

当食物通过你的胃和肠时，你的身体会从食物中吸收营养，剩余的食物残渣则排出体外。

19

我们的肺能做什么？

人 通过肺部进行呼吸。肺部为身体输送维持生命的氧气，如果没有氧气，人就会因窒息而死亡。

你可以通过鼻子和嘴呼吸，空气从气管进入肺部。

空气中含有氧气，当你将空气吸入肺部时，氧气就会进入你的血液中。

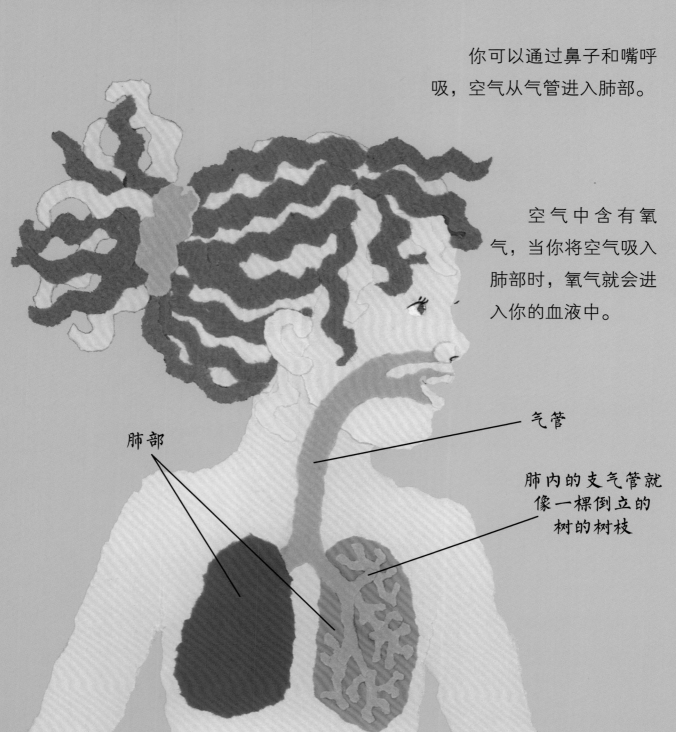

肺部

气管

肺内的支气管就像一棵倒立的树的树枝

吸入空气

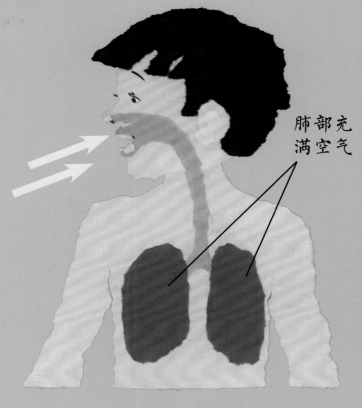

肺部充
满空气

人需要吸入氧气才能生存。吸气时，肺部充满了含有氧的空气，通过肺部的空气通道将氧气带入体内，供人体进行正常的新陈代谢。

呼出二氧化碳

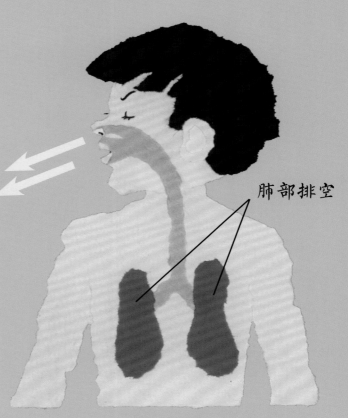

肺部排空

呼出的气体主要为二氧化碳，呼气时，身体会清除多余的二氧化碳和一些废物。

我们的肾脏能做什么？

人体有两个肾脏，它们可以为你去除掉身体不需要的液体，维持水平衡，这种废液称为尿液。

每分钟大约有一升血液流经你的肾脏。

尿液从肾脏流出并最终流到膀胱里，然后从身体中排出。

你的体内两侧各有一个蚕豆形的肾脏。

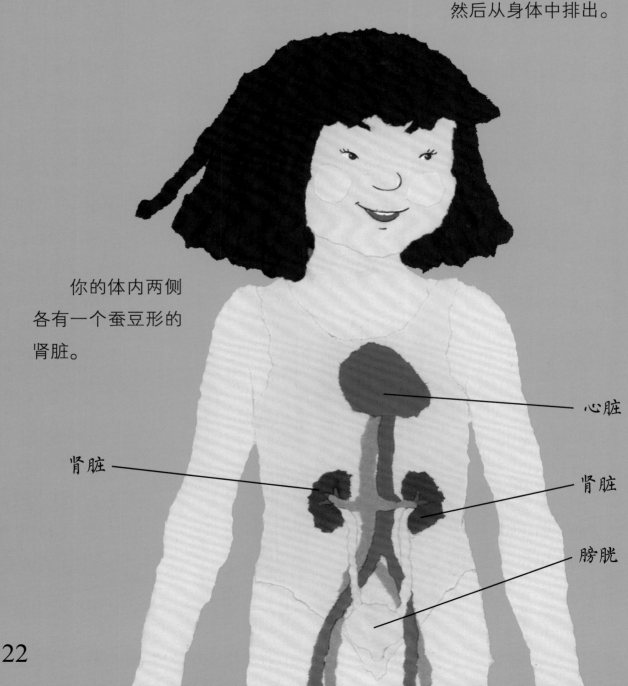

心脏

肾脏

肾脏

膀胱

我们的肝脏能做什么？

肝脏是身体内以代谢功能为主的一个器官，并且它能产生一种称为胆汁的特殊液体，胆汁有助于分解脂肪和衰老的血细胞。

肝脏和肾脏能够帮助合成维生素D，它可以使你的骨骼更加强壮

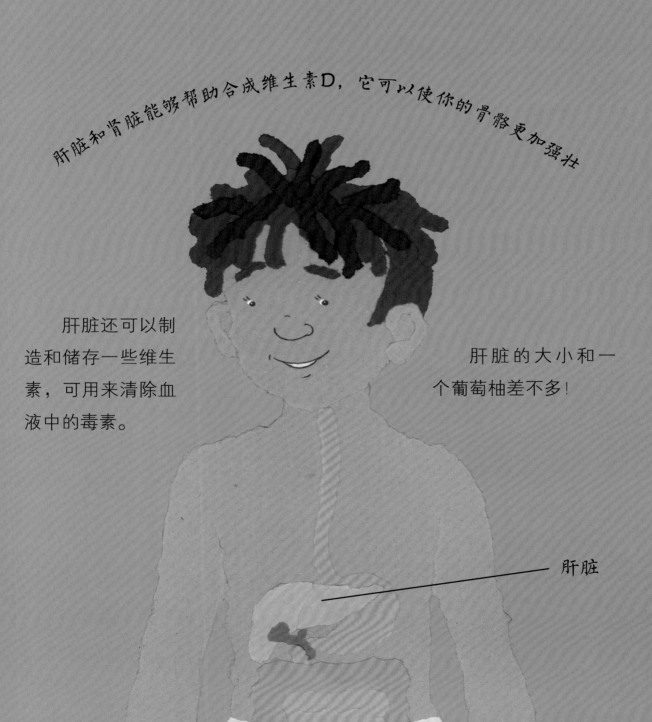

肝脏还可以制造和储存一些维生素，可用来清除血液中的毒素。

肝脏的大小和一个葡萄柚差不多！

肝脏

我们的心脏能做什么？

心 脏的体积大约像握紧的拳头那么大。心脏的主要功能是为血液流动提供动力，使血液运行至身体各个部分。

要了解心脏跳动的次数，那就数一下每分钟手腕上的脉搏数。

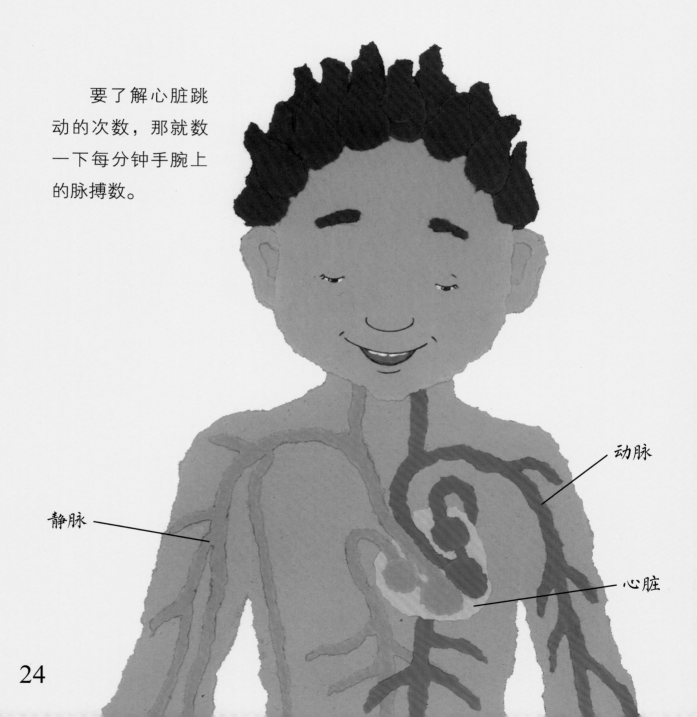

动脉

静脉

心脏

你的身体里大约有五升血液

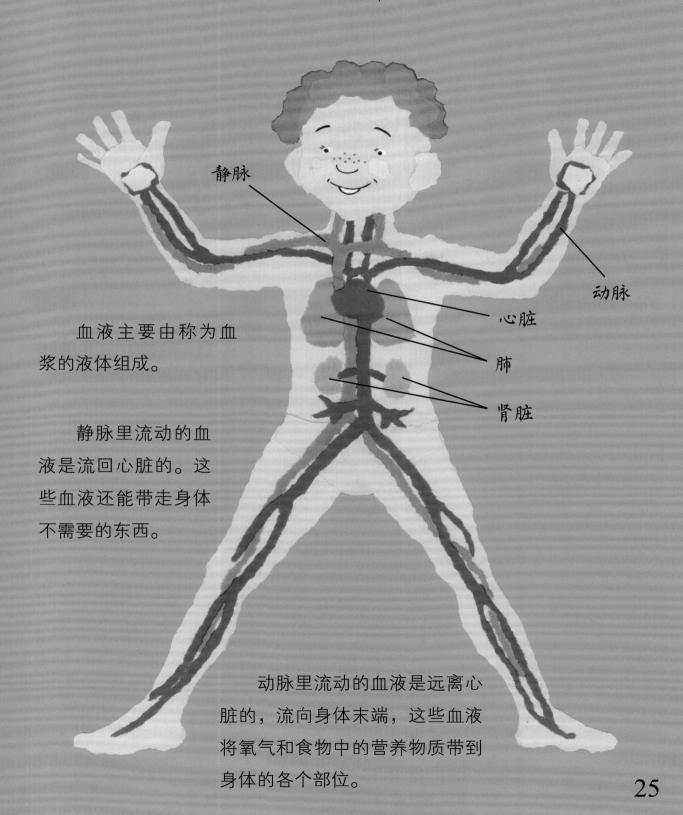

静脉

动脉

心脏

肺

肾脏

血液主要由称为血浆的液体组成。

静脉里流动的血液是流回心脏的。这些血液还能带走身体不需要的东西。

动脉里流动的血液是远离心脏的，流向身体末端，这些血液将氧气和食物中的营养物质带到身体的各个部位。

25

我们的大脑是怎样工作的？

大脑位于头骨内，它是你身体的"计算机"。大脑收到身体发出的信息并决定该怎么做，它控制着你的行为和意识。

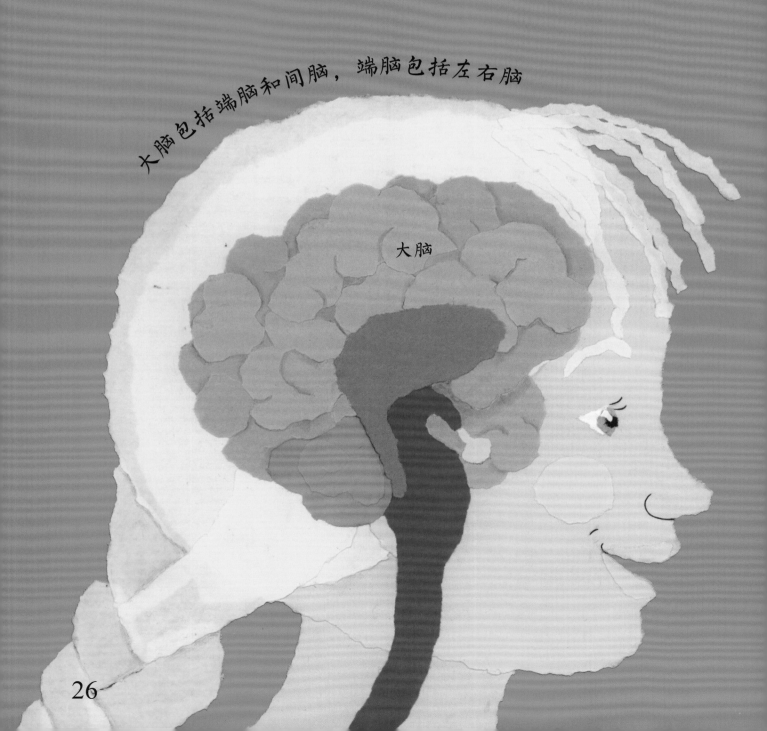

大脑包括端脑和间脑，端脑包括左右脑

大脑

当你看到空中的球时，你的大脑会沿着脊髓向你的神经发送一条信息，然后，你的神经就会向肌肉发送命令，肌肉带动身体移动并接住球，完成整体动作。

神经遍布身体各个部位，会向大脑发送各种信息。

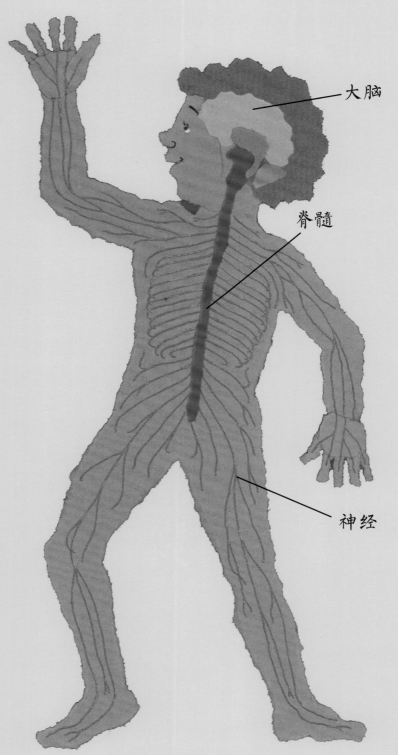

大脑

脊髓

神经

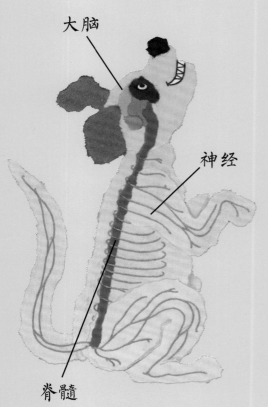

大脑

神经

脊髓

做做看

感觉寒冷

你需要:

①2个杯子

②6块冰

③猪油或脂肪（125克）

④冷水

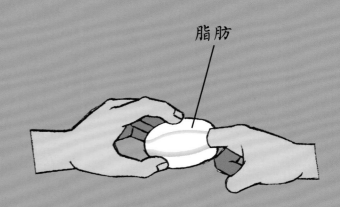

脂肪

1.将水倒入两个杯子中，并各放入3个冰块。

2.将脂肪制成球形，小心地将一根手指插入球的中央，并确保手指完全被脂肪覆盖。

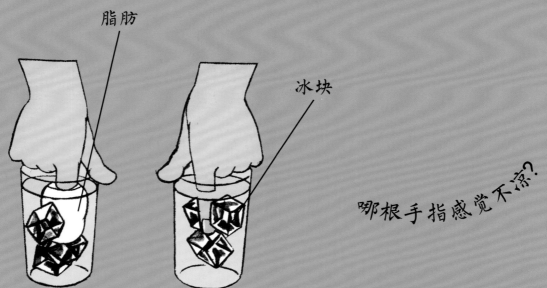

脂肪

冰块

哪根手指感觉不凉?

3.如图所示，每个水杯中各放入一根手指。

周围包着脂肪的手指会感觉更温暖！这是因为脂肪会避免手指上的皮肤快速变冷，体内的脂肪也会以同样的方式帮助你保持温暖。

看星星

你需要：

①薄卡片（8厘米见方）

②2条羊毛线（各50厘米长）

③红色和蓝色记号笔各一支

④剪刀

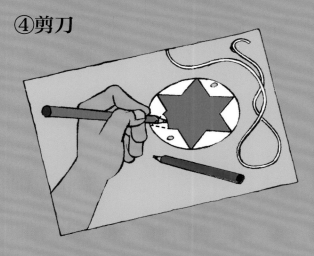

1.请家长帮助你裁制一个直径为8厘米的圆卡片，在卡片的一面画一个大星星，然后将其涂成红色。

2.将卡片翻转过来，并在中间画一个小圆圈，将其涂成蓝色。

3.在卡片的两侧各打一个小孔，然后在每个孔上穿一根羊毛线，并系成环状。

4.将两个环圈羊毛线分别套在双手的拇指和食指上，然后将圆卡片绕着羊毛线转动数次，羊毛线拧紧后，将羊毛线不断拉紧再松开，使圆卡片旋转。

你看到了什么？

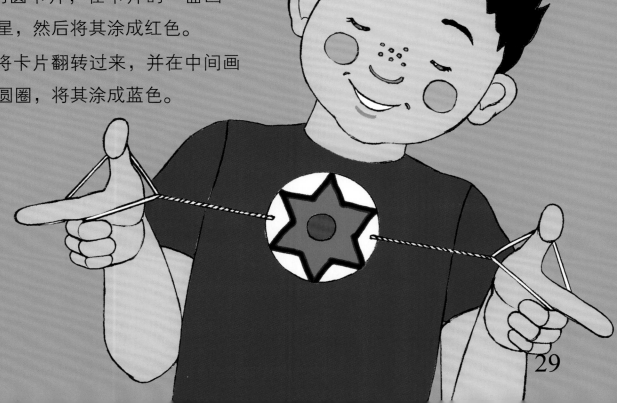

29

再做做看

你需要：

①塑料管（大约1米长）

②塑料漏斗

③一个朋友

听听你朋友的心跳

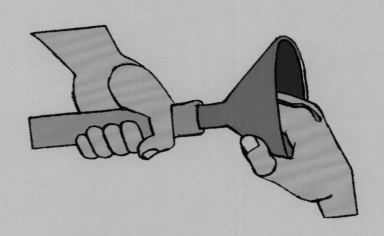

1.请家长帮助你将漏斗的狭窄端插入塑料管的一端。

2.让你的朋友将漏斗的敞口端放在她的胸部心脏位置。

3.将塑料管的另一端放到自己的耳朵上。

你听到了什么？

吉林省版权局著作合同登记号：
图字　07-2020-0064

图书在版编目（CIP）数据

人体的奥秘 /（英）大卫·斯图尔特著 ； 岑艺璇译
. -- 长春 ：吉林科学技术出版社，2021.8
　ISBN 978-7-5578-8090-3

　Ⅰ. ①人… Ⅱ. ①大… ②岑… Ⅲ. ①人体—儿童读
物　Ⅳ. ①R32-49

中国版本图书馆CIP数据核字(2021)第103228号

人体的奥秘
RENTI DE AOMI

著　　者　［英］大卫·斯图尔特
绘　　者　［英］卡洛琳·富兰克林
译　　者　岑艺璇
出 版 人　宛　霞
责任编辑　杨超然
封面设计　长春美印图文设计有限公司
制　　版　长春美印图文设计有限公司
幅面尺寸　210 mm×280 mm
开　　本　16
印　　张　2
页　　数　32
字　　数　25千字
印　　数　1-6 000册
版　　次　2021年8月第1版
印　　次　2021年8月第1次印刷

出　　版　吉林科学技术出版社
发　　行　吉林科学技术出版社
地　　址　长春市福祉大路5788号
邮　　编　130118
发行部电话/传真　0431-81629529　81629530　81629531
　　　　　　　　　　　81629532　81629533　81629534
储运部电话　0431-86059116
编辑部电话　0431-81629518
印　　刷　吉广控股有限公司

书　　号　ISBN 978-7-5578-8090-3
定　　价　22.00元